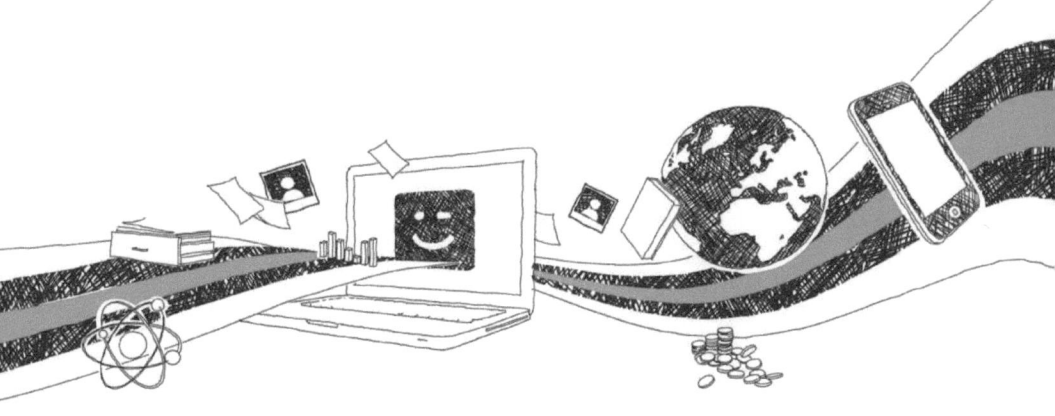
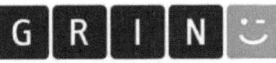

Bibliografische Information der Deutschen Nationalbibliothek:

Die Deutsche Bibliothek verzeichnet diese Publikation in der Deutschen National-
bibliografie; detaillierte bibliografische Daten sind im Internet über http://dnb.d-
nb.de/ abrufbar.

Impressum:

Copyright © 2011 GRIN Verlag, Open Publishing GmbH
Druck und Bindung: Books on Demand GmbH, Norderstedt Germany
ISBN: 9783668416758

Dieses Buch bei GRIN:

http://www.grin.com/de/e-book/342462/komplikationen-im-aufwachraum

Bianca Konrad

Komplikationen im Aufwachraum

Was sind die häufigsten Komplikationen im Aufwachraum und wie kann ihnen medizinisch und pflegerisch begegnet werden?

GRIN Verlag

GRIN - Your knowledge has value

Der GRIN Verlag publiziert seit 1998 wissenschaftliche Arbeiten von Studenten, Hochschullehrern und anderen Akademikern als eBook und gedrucktes Buch. Die Verlagswebsite www.grin.com ist die ideale Plattform zur Veröffentlichung von Hausarbeiten, Abschlussarbeiten, wissenschaftlichen Aufsätzen, Dissertationen und Fachbüchern.

Besuchen Sie uns im Internet:

http://www.grin.com/

http://www.facebook.com/grincom

http://www.twitter.com/grin_com

Komplikationen im Aufwachraum

2. Universitätslehrgang Sonderausbildung in der Intensivpflege

Autor: Bianca Konrad

Graz, 2011

Inhaltsverzeichnis

1 Einleitung

Der Aufwachraum ist als Bindeglied zwischen Operationsabteilung und allgemeiner Bettenstation zu sehen. Organisatorisch gehört er der Abteilung für Anästhesie an und wird von einem Anästhesisten geleitet. Die Aufgaben des Aufwachraums sind Observanz, Prophylaxe und Therapie.

Der frischoperierte Patient ist änasthesie- und operationsbedingt gefährdet, daher ist in den ersten Stunden eine lückenlose Überwachung notwendig. Die Erfahrung zeigt, dass rund ein Viertel der betreuten Patienten von einer Komplikation betroffen sind. Die Patienten verlassen den Aufwachraum daher erst wenn sie wach sind, adäquat reagieren und über stabile Vitalfunktionen verfügen.

Ich arbeite seit Oktober 2005 als DGKS auf der interdisziplinären Intensivstation des LKH. Der benachbarte Aufwachraum umfasst nur 4 Betten und war vor 2009 nur innerhalb der Regeldienstzeit geöffnet. Deshalb war es immer schon nötig, bei Übersteigung des Kontingents und außerhalb der Regeldienstzeit bei freier Bettenkapazität auch auf der Intensivstation „Ausschläfer" bis zur Verlegung auf die Normalstation zu betreuen. Nachdem die Anzahl der Operationen stetig zunahm und immer länger operiert wurde, bestand die Notwendigkeit eines durchgehend geöffneten Aufwachraums. Im Rahmen dessen, beschloss die Anstaltsleitung diesen in der Nacht und mittlerweile auch am Wochenende mit Intensivpflegepersonal zu besetzen. Nach vielen erlebten Komplikationen, ist es für mich von besonderem Interesse, mich vertiefend mit diesen zu befassen.

Die Arbeit befasst sich grundsätzlich mit den häufig auftretenden anästhesiologischen Komplikationen in der postoperativen Phase. Aus eigenem Interesse werden auch einige Komplikationen beschrieben, die zwar eher selten auftreten, aber aufgrund ihrer lebensbedrohlichen Symptome ein sofortiges Erkennen notwendig machen. Auf postoperative Probleme nach speziellen Operationen wird nicht eingegangen, da dies erstens den Rahmen der Arbeit überschreiten würde und mich beruflich auch nicht wesentlich betrifft. Ein wesentlicher Teil der Arbeit im Aufwachraum ist zwar das Schmerzmanagement, für mich sind aber Schmerzen eher als Begleiterscheinung einer Operation zu sehen und stellen bei adäquater Therapie keine echte Komplikation dar.

Sämtliche personenbezogenen Bezeichnungen meiner Arbeit beziehen sich auf beide Geschlechter.

Literatur wurde initial hauptsächlich im Intranet auf „thieme e-journals" und „springerlink" gesucht, woraus sich Verweise auf die später verwendeten Bücher und Artikel ergaben. Anfangs wurde allgemein unter „postoperativen Komplikationen" und ähnlichem gesucht, nach Eingrenzung des Themas wurden als Suchbegriffe die einzelnen Komplikationen verwendet.

Die Arbeit beschreibt, in Vitalfunktionen gegliedert, oben eingegrenzte Komplikationen. Im einzelnem Kapitel werden die Ursachen, Symptome, Sofortmaßnahmen und die pflegerischen Besonderheiten beschrieben. Nach Beendigung der Arbeit soll folgende Frage beantwortet sein:

„Mit welchen Komplikationen ist im Aufwachraum zu rechnen, wie zeigen sich diese und wie wird ihnen medizinisch und pflegerisch begegnet?"

2 Störungen des respiratorischen Systems

Im Mittelpunkt der postoperativen Aufmerksamkeit stehen Atemprobleme. Man kann sie grob in zentrale und periphere Störungen unterteilen. (vgl. Roewer/Thiel, 2010, S. 320)

Vergleich der Symptome zentral und peripher bedingter Atemstörungen

Peripher bedingte Atemstörungen	Zentral bedingte Atemstörungen
Atemfrequenz ↑↑	Atemfrequenz ↓↓
Häufig inspiratorischer Stridor	Lange Atempausen
Geringe Muskelkraft bei Relaxansüberhang	Normale Muskelkraft
Paradoxe Atemexkursionen des Thorax	Oft eingeschränkte Atemexkursionen des Thorax

Abfall des SaO_2-Werts, evtl. Zyanose

Abb. 1: Symptome zentral und peripher bedingter Atemstörungen (Durchdenwald et al., 2006, S. 326)

2.1 Zentral bedingte Atemstörungen

Die häufigste Ursache von zentralen Atemdepressionen sind Medikamente, zum Beispiel Opiate oder Benzodiazepine, sie können aber auch durch operativ bedingte Depression des Atemzentrums oder Hypothermie ausgelöst werden. Generelle Symptome zentraler Atemstörungen sind:

- Lange Atempausen, niedrige Atemfrequenz

- mangelnde Muskelkraft

- Abfall der peripheren Sauerstoffsättigung, event. Zyanose

(vgl. Durchdenwald et al., 2006, S. 326)

Durch die Hypoventilation kommt es zu einem Anstieg des $PaCO_2$, wodurch aber kein Atemantrieb entsteht, da der Patient keine Dyspnoe empfindet. Es kann sich eine CO_2-Narkose entwickeln, die in einen Atemstillstand übergeht, dem sogenannten „Silent Death". (vgl. Roewer/Thiel, 2010, S. 320)

Die Fachschwester spricht den Patienten deutlich an und animiert zur Atmung, gegebenenfalls wird auch „Kommandoatmung" durchgeführt. Bei Abfall der Sauerstoffsättigung Verabreichung von Sauerstoff und bis zum Eintreffen des Anästhesisten gegebenenfalls Maskenbeatmung durchführen. (vgl. Horn-Püschel, 2010, S. 625f.)

2.1.1 Volantile Anästhetika

Ein Überhang an volatilen Anästhetika, wie Sevoflurane®, Desflurane® und Isoflurane®, kann durch Hemmung des Atemzentrums zu Hypoventilation führen, hat aber auch eine muskelrelaxierende Wirkung und kann zu Verlegung der Atemwege (siehe Kapitel 2.2.2) führen.

Die Atemdepression tritt unmittelbar postoperativ auf. Der Patient ist meist:

- Bewusstseinseingetrübt zwischen Somnolenz und Koma
- Tachypnoe mit kleinem Atemzugsvolumen oder Hypoventilation
- typischer Atemgeruch des jeweiligen Gases

Der Patient wird per Maske mit 100% Sauerstoff nachbeatmet. Damit wird auch eine mögliche Diffusionshypoxie vermieden, bei der es zum Sauerstoffmangel durch Verdünnung des alveolären Gasgemisches durch das Narkosegas kommt. (vgl. Durchdenwald et al., 2006, S.327; Roewer/Thiel, 2010, S. 320)

2.1.2 Opiate/Opiatantagonisten

Opiate, zum Beispiel Fentanyl® oder Dipidolor®, können zu einer postoperativen Atemdepression führen, insbesondere wenn die letzte Gabe weniger als 30

Minuten zurückliegt, die letzte Dosis Fentanyl mehr als 0,1mg betrug und/oder intraoperativ eine hohe Gesamtdosis gegeben wurde. Es zeigen sich

- geringe Atemfrequenz mit hohem Atemzugsvolumen
- Schläfrigkeit, einhergehend mit Atempausen
- Enge, auch stecknadelkopfgrosse Pupillen

Therapeutisch empfiehlt sich die Antagonisierung durch Naloxon. Hier ist zu beachten, dass die Wirkdauer des Antagonisten kürzer sein kann als die des Opiates, gegebenenfalls muss nachantagonisiert werden. Um Blutdruck- und Herzfrequenzschwankungen zu vermeiden, sollte die analgetische Wirkung des Opiats nach der Antagonisierung noch erhalten bleiben. Auch kann eine Nachbeatmung per Maske erforderlich sein. (vgl. Durchdenwald et al., 2006, S. 327 f.; Larsen, 2009, S. 525)

2.1.3 Benzodiazepine

Benzodiazepine wirken angstlösend, sedierend, hypnotisch und atemdepressiv. Zusätzlich wird die Wirkung aller anderen zentral dämpfenden Substanzen verstärkt. Die Halbwertszeiten sind sehr unterschiedlich und die Gefahr einer Kumulation besteht. Symptome sind:

- Atemdepression
- Verwaschene Sprache, Bewusstseinsstörungen
- Hypotonie und Muskelhypotonie

Hier wird mittels Flumazenil antagonisiert, Flumazenil wirkt allerdings nur ca. 30 Minuten, das heißt, dass bei lang wirkenden Benzodiazepinen an einen möglichen Rebound-Effekt zu denken ist. (vgl. Durchdenwald et al., 2006, S. 328)

2.2 Peripher bedinge Atemstörung

Peripher bedingte Atemstörungen sind Komplikationen, die durch Störungen der Atemwege, der Lunge selbst oder der Atemmuskulatur verursacht werden. Allgemeine Symptome sind:

- Unruhige, unkoordinierte Bewegungen
- Paradoxe Atemexkursionen
- Inspiratorischer Stridor oder expiratorisches Giemen möglich
- Abfall der peripheren Sauerstoffsättigung, event. Zyanose

Wichtig sind hier die Beurteilung der Atmung, auftretender Atemgeräusche, deren Häufigkeit, sowie die Hautfarbe und der Bewusstseinszustand. Zur Unterstützung wird der Patient mit erhöhtem Oberkörper gelagert und Sauerstoff verabreicht. Große Bedeutung kommt auch dem Freimachen- und halten der Atemwege, durch den Esmarch-Handgriff, einen Guedel- oder Wendeltubus zu. In Diskussion steht auch die notfallmäßige Verwendung von Larynxtuben durch das Pflegepersonal (siehe auch Diskussionen). (vgl. Durchdenwald, 2006, S. 325 f.)

2.2.1 Überhang von Muskelrelaxantien

Länger andauernde Wirkung von Muskelrelaxantien muss nicht nur durch eine Überdosierung verursacht sein, sondern kann auch Folge von Hypothermie, Organinsuffizienz, atypischer Enzymfunktion oder synergistische Wirkung mit anderen Medikamenten, z.B. Inhalationsanästhetika sein. Schon geringe Mengen an Restwirkung sind ungünstig, es besteht die Gefahr von Mikroaspirationen, Hypoxie, Hypoventilation, Sekretretention und Atelektasenbildung. Typische Zeichen eines Relaxtienüberhangs sind:

- vegetative Stresssymptomatik, wie Tachykardie, Hypertonie, Schwitzen
- Tachypnoe mit kleinen Atemzugsvolumina
- schaukelnde, ruckartige Atembewegungen

- Unvermögen Augen zu öffnen, Kopf zu heben oder Hände drücken

Antagonisiert wird hier mit Cholinesterasehemmern, z.B. Neostigmin in Kombination mit Atropin. Bei Steroidrelaxantien (Esmeron® und Norcuron®) kann auch Sugammadex (Bridion®) verwendet werden. Es ist an die Halbwertszeit von langanhaltenden Relaxantien zu denken und event. nachzudosieren.

Eine Aufwachraumschwester muss die Anzeichen einer protrahierten Muskelrelaxation erkennen und Erstmaßnahmen ergreifen können, zum Beispiel das Einleiten einer sofortigen Maskenbeatmung. (vgl. Reyle-Hahn et al., 2000, S. 241; Horn-Püschel, 2010, S. 625; Steiner et al., o.J.)

2.2.2 Verlegung der Atemwege

Die häufigste Ursache für eine Verlegung der Atemwege ist das Zurückfallen der Zunge und damit einhergehend ein teilweiser oder vollständiger Verschluss der oberen Atemwege. Es kann aber auch zu einer Obstruktion des Larynx oder Pharynx durch Blutungen, Blutkoagel, Ödembildung oder Rekurrensparese nach in diesem Bereich lokalisierten Operationen kommen. (vgl. Roewer/Thiel, 2010, S. 320)

Symptome einer Atemwegsverlegung sind:

- Einziehungen der Interkostalräume und im Bereich des Jugulums

- Schnarchgeräusch, bei Rekurrensparese Stridor

- bei kompletten Verschluss fehlender Luftstrom

(vgl. Schüttler et al., 2000, S.179)

Die Therapie richtet sich nach der Ursache. Bei Verlegung durch noch schlaffe Zungenmuskulatur ist der Esmarch-Handgriff notwendig, sowie das Einführen eines Guedel- oder Wendeltubus. Blut- und Blutkoagel werden durch manuelles Ausräumen oder Absaugen entfernt. (vgl. Reyle-Hahn, 2000, S. 239 f.)

Die Aufwachraumschwester als Ersthelferin bringt den Oberkörper des Patienten in eine aufrechte Lage, und führt oben genannte Maßnahmen durch. Der noch schläfrige Patient kann auch durch lauten Zuspruch an eine regelmäßige Atmung erinnert werden.

2.2.3 Laryngospasmus

Unter Laryngospasmus versteht man eine reflexartige Kontraktion der Kehlkopfmuskulatur durch Reizung des Nervus laryngeus superior. Er entsteht durch Stimulation am Kehlkopf z.B. durch Extubation im Exzitationsstadium, Einsetzen eines Guedel- bzw. Wendeltubus oder Sekretanhäufung. Kinder sind besonders gefährdet. (vgl. Knipfer/Gürtler, 2006, S. 274) Es zeigen sich:

- inspiratorischer Stridor

- bei komplettem Verschluss ruckartige, ineffektive Atembewegungen

- Zyanose, Tachykardie, Blutdruckanstieg, später hypoxischer Kreislaufstillstand

Es ist ein sofortiges therapeutisches Eingreifen nötig. Basismaßnahmen sind sofortige Beseitigung des auslösenden Stimulus z.B. Entfernung von Guedel -oder Wendeltubus, Absaugen beenden. Wenn keine Besserung eintritt, muss ein Muskelrelaxans injiziert werden. Weiters ist die Zufuhr von 100% O_2 über eine dichtsitzende Maske nötig. (vgl. Roewer/Thiel, 2010, S. 281f.)

Als absoluter Notfall ist es für die Schwester unerlässlich, diesen sofort zu erkennen um entsprechend handeln zu können.

2.2.4 Bronchospasmus

Bei einem Bronchospasmus handelt es sich um eine akute reflektorische Verengung der Bronchien. Auslösende Faktoren sind mechanische Reizung des Rachenraums bzw. der Trachea, Aspiration, allergische Reaktionen oder Medikamente z.B. β-Blocker. Besonders gefährdet sind Patienten mit chronischen Lungenerkrankungen, Raucher und Allergiker. Symptome sind:

- Expiratorisches Giemen

- Dyspnoe mit verlängertem Expirium

- Tachykardie, Zyanose

Es drohen eine Hypoxie, Hyperkapnie, Rechtsherzinsuffizienz und in schweren Fällen Herz-Kreislaufstillstand.

Eine mechanische Reizung muss sofort beendet werden. Der Patient wird mit 100% O_2 manuell beatmet. Therapeutisch ist die Gabe von Sympathikomimetika z.B. Salbutamol, Aminophyllin und Glucokortikoiden indiziert. Bei Anaphylaxie wird Adrenalin verabreicht. (vgl. Knipfer/Gürtler, 2006, S. 275 f.)

2.2.5 Aspiration

Zu einer Aspiration kommt es durch passive Regurgitation oder aktives Erbrechen. (vgl. Schüttler et al., 2000, S. 569) Gefährdet sind vor allem Patienten mit verminderten Schutzreflexen aufgrund von Vigilanzminderungen (Narkoseüberhang, Sedierung), intraoperativ durchgeführten Oberflächenanästhesien, Nervenblockaden oder operationsbedingten Nervenschädigungen.

Folge einer Aspiration ist eine Hypoxämie, klinisch zeigen sich häufig paradoxe Atmung, Husten oder Bronchospasmus. Eine Aspiration kann aber auch asymptomatisch als „stille Aspiration" auftreten. (vgl. Reyle-Hahn, 2000, S. 242; Lindig, 2010, S. 38)

Im Vordergrund steht das Freimachen der Atemwege. Nach vermuteter oder beobachteter Aspiration sollte umgehend ein Thoraxröngten angefertigt werden. Nach unkomplizierter Aspiration können die Patienten nach einigen Stunden trotzdem auf Normalstation, ansonsten ist die Verlegung auf eine anästhesiologische Intensivstation durchzuführen. (vgl. Bartusch et al., 2008, S. 528)

Erstmaßnahmen als anwesende DGKS sind, nachdem der Anästhesist verständigt wurde, die Gabe von Sauerstoff per Maske und den Patienten endobronchial abzusaugen, bei Bedarf kann auch eine Magillzange zur Hilfe genommen werden, um eventuell einen Teil des Aspirats zu bergen.

2.2.6 Schmerzbedingte Schonatmung

Operative Eingriffe vor allem im Thorax- und Oberbauchbereich können schmerzbedingt zu einer gestörten postoperativen Spontan- oder Schonatmung führen. Eine weitere Ursache kann auch ein zu straff angelegter Verband sein und in Folge zu einer insuffizienten Ventilation führen. Es zeigen sich klinisch:

- Schonatmung

- Hypoventilation

- Hypertonie und Tachykardie durch Schmerzen

Vor allem bei oben genannten Eingriffen muss auf eine vorausschauende und suffiziente Schmerztherapie Wert gelegt werden. (vgl. Durchdenwald et al., 2006, S. 324; Schüttler et al., 2000, S. 178)

Die Pflegeperson überwacht den Erfolg der analgetischen Therapie und führt dazu mit dem Patienten regelmäßig eine Schmerzeinschätzung durch. Der Patient muss gut durchatmen können und wird auch dazu angehalten. Auf einengende Verbände ist bereits bei der Übernahme zu achten. (vgl. Horn-Püschel, 2010, S. 629)

3 Kardiozirkulatorische Störungen

Ein Hauptaugenmerk des Aufwachraums liegt in der Begegnung von kardiozirkulatorischen Störungen. Besonders gefährdet sind Patienten mit kardialen Vorerkrankungen, wobei nach Schwere der Erkrankung eine postoperative Intensivtherapie anzudenken ist.

3.1 Hypotonie

Hypotonie gilt als eine der häufigsten Komplikationen in der frühen postoperativen Phase. Die Hauptursachen sind Volumenmangel und Herzinsuffizienz, es können aber auch andere Ursachen wie vasovagale Reaktionen, Restwirkung von Narkosemedikamenten, Lungenembolien und viele weitere in Frage kommen. (vgl. Durchdenwald et al., 2006, S. 328)

3.1.1 Hypotonie durch Volumenmangel

Der Volumenmangel ist meist durch ungenügende intraoperative Volumenzufuhr, anhaltender äußerer und innerer Blutverlust oder Verlust in den extravasalen Raum verursacht. Klinisch zeigen sich neben der Hypotonie noch folgende Symptome:

- Tachykardie, niedriger ZVD
- Oligurie
- Zentralisation
- Hämoglobin (Hb) und Hämatokrit- Abfall (nicht bei extravasalen Verlusten)
- Zeichen einer Blutung

(vgl. Durchdenwald et al., 2006, S. 328)

Therapeutisch ist der Ausgleich des bestehenden Defizits durch kristalloide oder kolloidale Lösungen angezeigt. Bei behandlungsbedürftigen Hb ist die Gabe von Erythrozytenkonzentraten nötig. Zeigen sich labordiagnostisch Gerinnungstörungen müssen zusätzlich Fresh Frozen Plasma oder Faktorenkonzentrate verabreicht werden. (vgl. Reyle-Hahn et al., 2000,S. 244)

Herz-Kreislaufstörungen stellen eine kritische Situation dar und müssen schnellstmöglich stabilisiert werden. Wichtig für die Pflegeperson (PP) ist daher die zügige Einschätzung der Gefahrensituation. (vgl. Horn-Püschel, 2010, S. 626)

Bis zum Eintreffen des Anästhesisten sollten meiner Meinung nach bereits Erstmaßnahmen wie die Trendelenburg Lagerung und diagnostische Maßnahmen, z.B. ZVD-Messung, ggf. auch Blutbildbestimmung durchgeführt werden. Weiters werden Vitalfunktion, Bewusstsein, Haut und Blutungszeichen engmaschig kontrolliert und dokumentiert.

3.1.2 Hypotonie durch Herzinsuffizienz

Die häufigste Ursache ist eine vorbestehende Herzerkrankung, die durch Narkose und/oder Volumenmangel dekompensiert.

Anders als beim Volumenmangel (Kapitel 3.1.1) zeigen sich hier Zeichen einer kardiopulmonalen Stauung wie erhöhter ZVD und eventuell Dyspnoe. Tachykardie und Oligurie kommen auch hier vor.

Es empfiehlt sich daher die Gabe von Diuretika wie Furosemid und bei Fortbestehen die Gabe von Katecholaminen, z.B. Dobutamin, sowie die kontinuierliche Verabreichung von O_2.

Wenn keine operationsbedingte Kontraindikation besteht, wird der Oberkörper hoch gelagert. Unter besonderem Augenmerk auf Atmung und Diurese werden wie oben beschrieben, engmaschig Vitalfunktionen, Haut und Bewusstsein beobachtet und beurteilt. (vgl. Durchdenwald et al., 2006, S. 329; Horn-Püschel, 2010, S. 626)

3.2 Hypertonie

Auch der hohe Blutdruck ist ein häufiges Problem im Aufwachraum. Ursachen sind

- Schmerzen, Kältezittern
- Harnretention
- Hypoxämie, Hyperkapnie,
- Hypervolämie
- vorbestehende Hypertonie

Die Behandlung hat hier unmittelbar zu erfolgen, da Hypertonie in Folge zu erhöhtem Blutverlust, kardialen und zerebralen Komplikationen führen kann. In erster Linie hat die Ursache beseitigt zu werden. Adäquate Schmerztherapie, Entleerung der Harnblase, Behandlung der Hypoxämie/ Hyperkapnie (Kapitel 2) und Hypervolämie (Kapitel 3.1.1), werden durchgeführt. Bleibt die Hypertonie bestehen erfolgt die Gabe von Antihypertensiva wie Nitroglycerin, Clonidin, β-Blocker oder Urapidil. Bei bekannten Hypertonikern muss die Dauermedikation ehestmöglich, bei Bedarf auch intravenös, wieder aufgenommen werden. (vgl. Larsen, 2009, S. 525)

Durch engmaschige Beobachtung erkennt die erfahrene DGKS bestehende Befindlichkeitsstörungen und beseitigt diese. Schmerzen werden erfasst und evaluiert. Den Patienten nach Harndrang fragen, Blasenfüllung tasten und entsprechend mittels Entleerung der Harnblase oder Beseitigung einer Obstruktion bei liegendem BVWK reagieren. (vgl. Horn-Püschel, 2010, S.626)

3.3 Herzrhythmusstörungen

Tachykardie und Bradykardie kommen in der postoperativen Phase relativ häufig vor und benötigen eine rasche Behandlung, da sie verheerende Folgen haben können. (vgl. Reyle-Hahn, 2000, S. 245)

3.3.1 Tachykarde Rhythmusstörungen

Können reaktive Ursachen haben wie Angst, Schmerzen und Aufregung, Kompensatorisches Auftreten bei Volumenmangel und Herzinsuffizienz oder pathologisch durch Folge von KHK, Myokardinfarkt und Elektrolytstörungen.

Während leichte Sinustachykardien von den meisten Patienten gut vertragen werden, muss bei bekannter koronarer Herzkrankheit und zudem noch pectanginösen Beschwerden oder ST-Hebungen sofort gehandelt werden. Einen absoluten Notfall stellen Rhythmusstörungen mit Bewusstseinsverlust und/oder Schocksymptomatik dar.

Die Behandlung erfolgt in erster Linie durch Beseitigung der Ursache. Die Gabe von β-Blockern kann sich als sinnvoll erweisen. Unter strenger Indikationsstellung werden Antiarrhythmika verabreicht. Bei supraventrikulären Tachyarrhythmien kann der Versuch einer vagalen Stimulation durch einseitige Karotismassage erfolgreich sein. Im Notfall gegebenenfalls Kardioversion oder Defibrillation und Verlegung auf eine Intensivstation. (vgl. Reyle-Hahn et al., 2000, S. 245 f.; Schüttler et al., 2000, S.613 ff.)

Rasches Handeln ist auch von Seiten der Pflege gefordert. Sofortmaßnahmen sind Beurteilung des Bewusstseins, der Haut und eines peripheren Pulses, Verabreichung von Sauerstoff, sowie im Bedarfsfall Einleitung einer kardiopulmonalen Reanimation. (vgl. Horn-Püschel, 2010, S. 626 f.)

3.3.2 Bradykarde Rhythmusstörungen

Bradykarde Rhythmusstörungen stellen in der postoperativen Phase ein meist unmittelbar behandlungsbedürtiges Problem dar. Die Ursachen sind sehr vielfältig, zum Beispiel:

- Hypoxie, infolge von Hämoglobinreduzierung oder Kreislaufinsuffizienz
- St. p. Opiate, Cholinesterasehemmer
- Intrazerebrale- und okulare Druckanstiege
- reflektorisch bei Vagusreizen (Erbrechen..) oder Hypothermie

Die Therapie ist abhängig von den hämodynamischen Auswirkungen. Beim Auftreten einer Kreislaufinsuffizienz müssen sofort folgende Maßnahmen ergriffen werden. Gabe von Atropin und Adrenalin, bei Erfolglosigkeit muss mit kardiopulmonaler Reanimation begonnen werden. Weiters kann die Anlage eines transvenösen oder transkutanen Schrittmachers und die Verlegung auf eine anästhesiologische Intensivstation erforderlich werden.

Die pflegerischen Sofortmaßnahmen decken sich mit denen bei tachykarden Rhythmusstörungen siehe Kapitel 3.3.1. (vgl. Reyle-Hahn et al., 2000, S. 246)

4 Zerebrale Komplikationen

Bei den zerebralen Komplikationen im Aufwachraum überwiegen die iatrogenen hervorgerufenen Störungen gegenüber Problemen, die primär vom Patienten ausgehen. (vgl. Reyle-Hahn et al., 2000,S. 247)

4.1 Prolongiertes Erwachen

Die häufigste Ursache für ein verzögertes Aufwachen ist ein Narkoseüberhang. Hier müssen die Patienten meist nachbeatmet werden. Wenn Benzodiazepine oder Opiate in Betracht gezogen werden können, kann über eine medikamentöse Antagonisierung nachgedacht werden. Es ist allerdings zu beachten, dass es zu überschießenden Kreislaufkomplikationen mit Tachykardien und Blutdruckanstieg kommen kann. „Rebound"-Phänomene sind möglich, wenn wegen unterschiedlicher Halbwertszeiten die Wirkung des Antagonisten früher nachlässt, als die des Agonisten. Wenn auch selten, muss jedoch auch an ein Zentrales anticholinerges Syndrom gedacht werden (siehe Kapitel 4.3).

Bereits intraoperativ kann eine prolongierte Aufwachphase, durch Vermeidung von Hyperventilation, verhindert werden. Dies kann zu zerebraler Ischämie und über Hypokapnie zu einer Verminderung des Atemantriebs führen. Kommt eine Hypoglykämie als Ursache der Vigilanzminderung in Frage, kann diese mittels Blutzuckerschnelltests diagnostiziert werden. (vgl. Schulte am Esch et al., 2007, S.251 f.)

Die PP hat regelmäßig das Bewusstsein, durch laute Ansprache und Berührung, zu beurteilen. Weiter ist das Vorhandensein von Schutzreflexen zu überprüfen, um ggf. eine Aspirationsprophylaxe durchzuführen. (vgl. Horn-Püschel, 2010, S.627)

Meiner Meinung nach soll das speziell geschulte PP durch Erkennen der Störung, bis zum Eintreffen des Anästhesisten, bereits erste diagnostische Maßnahmen ergreifen, um eine schnellstmögliche Behandlung zu fördern.

4.2 Postoperative Erregungszustände

Fällt ein Patient im Aufwachraum durch besondere Unruhe auf, muss zuerst nach den Ursachen gesucht werden, diese können sein:

- Schmerzen und Angst

- Harnverhalt

- Hypoxämie, Hyperkapnie

- Entzugssyndrome (Alkohol, Medikamente, Opioide)

- Luftgeblähter GIT

- Zentral anticholinergenes Syndrom

(vgl. Lindig, 2010, S. 41)

Die Behandlung versteht sich durch Beseitigung der Ursache. Bei respiratorischen Störungen wird O_2 verabreicht, gegebenenfalls beatmet. Eine bedarfsorientierte Analgesie versteht sich bei Schmerzen von selbst. Ein Harnverhalt kann durch Katheterismus behandelt werden. Nach frustraner kausaler Therapie kann bei Verdacht auf ZAS Physostigmin verabreicht werden. Erst nach Ausschluss oben genannter Ursachen darf an eine Sedierung gedacht werden. (vgl. Schüttler et al., 2000, S.177)

Das Pflegepersonal muss hier besonders beruhigend auf den Patienten einwirken. Es empfiehlt sich Körperkontakt herzustellen und kurze, beruhigende Informationen geben, die gegebenfalls öfter wiederholt werden müssen. Der unruhige Patient muss weiter vor zusätzlichen Reizen, wie hoher Geräuschpegel und grelles Licht, geschützt werden. An Wahrnehmungseinschränkungen wie schlechtes Sehen oder Hören ist zu denken. (vgl. Horn-Püschel, 2010, S. 627)

4.3 Zentral anticholinerges Syndrom

Beim ZAS kommt es zu einer Blockierung muskarinerger Rezeptoren oder zu einer Abnahme der Acethylcholinkonzentration im Bereich zentraler Synapsen. Auslösende Faktoren sind typische Anticholinergika wie Atropin, sowie Inhalationsanästhetika, Hypnotika, Opioide, Benzodiazepine und zahlreiche andere Medikamente.

Es wird zwischen exzitatorischen (Desorientierung, Agitiertheit) und depressorischen (Somnolenz bis zum Koma) Formen unterschieden. Neben den vorhergehend genannten zentralen Symptomen können, in unterschiedlicher Ausprägung, auch periphere Störungen wie Tachykardie, Hautrötung, Mundtrockenheit, Mydriasis und Harnretention beobachtet werden. (vgl. Roewer/Thiel, 2010, S. 322 f.)

Nach Ausschlussdiagnostik anderer Ursachen erfolgt die Therapie durch langsame Verabreichung von Physostigmin als Kurzinfusion, einem zentralen Anticholinesterasehemmer. Es ist zu bedenken, dass wegen der kurzen Halbwertszeit, bei erneutem Auftreten der Symptomatik, eine Nachdosierung erfolgen muss. (vgl. Reyle-Hahn et al., 2000, S. 248)

Die Fachschwester obliegt die Überwachung der Vitalfunktionen, sowie Beobachtung und Beurteilung des Bewusstseins, unter Berücksichtigung der präoperativen Ausgangsituation. Bei exzitatorischen Formen sind die in Kapitel 4.2 beschriebenen pflegerischen Maßnahmen zu beachten. (vgl. Horn-Püschel, 2010, S. 628, Knipfer/Gürtler, 2006, S. 288)

5 Übelkeit und Erbrechen (PONV)

Zu den häufigsten Komplikationen im Aufwachraum gehören Übelkeit und Erbrechen (PONV = post-operative nausea and vomiting). Die Inzidenz beträgt durchschnittlich 30%, kann aber bei prädisponierenden Patienten auf bis zu 70% ansteigen. PONV wird vom Patienten als besonders belastend empfunden. Ursache ist meist ein Zusammenspiel mehrerer Faktoren, zu den wichtigsten gehören

- Frauen

- Nichtraucher

- bekannte Reisekrankheit

- emetogene Narkosesubstanzen wie volatile Anästhetika, Lachgas

- lange OP-Dauer (>60 Minuten)

- Opioidgabe

(vgl. Larsen, 2009, S. 528)

Zur Verminderung von PONV kann, am günstigsten beim Ausleiten der Narkose, Haloperidol verabreicht werden. Gute Wirkung sollen auch H_1-Antihistamine und noch besser, die Gabe von H_1- und H_2- Rezeptorantagonisten haben. Metoclopramid wirkt hier dagegen nur in hohen Dosen und kann extrapyramidale Störungen verursachen. Hohe Wirksamkeit zeigen auch Serotonin-($5HT_3$)-Rezeptorantagonsisten wie Ondansetron (Zofran®). (vgl. Schulte am Esch, 2007, S. 254; Roewer/Thiel, 2010, S. 324)

Eine wichtige Aufgabe der Pflegenden im Aufwachraum kommt der schnellen Erkennung von Unwohlsein und beginnender Übelkeit zu. Zu diesem Zeitpunkt sind Maßnahmen wie beruhigendes Zureden, zum tiefen Durchatmen auffordern und Oberkörper aufrichten noch günstig. Beim Erbrechen leistet die Pflege Unterstützung, leitet Aspirationsprophylaxen ein und übt ggf. Gegendruck auf die Wunde aus. (vgl. Durchdenwald et al., 2006, S. 333; Horn-Püschel, 2010, S. 628)

6 Störungen der Temperaturregulation

Eine Narkose greift auf das Temperaturzentrum im Gehirn ein und kann so zu postoperativen Komplikationen führen.

6.1 Hypothermie

Ein Abfall der Körpertemperatur kann besonders nach langandauernden, thorakalen oder abdominellen Operationen auftreten. Weiters ist das Temperaturregulationszentrum durch die Anästhesie beeinträchtigt. Deshalb kommt schon dem perioperativen Wärmemanagment größte Bedeutung zu.

Gefahren einer Hypothermie bestehen einerseits in der eingeschränkten Stoffwechsellage, dies führt zu einer verminderten Pharmakodynamik fast aller Medikamente. Andererseits kommt es zu einer Verlangsamung der Vitalfunktionen, wie Bradykardie, Bradypnoe, reduzierte Immunabwehr und Gerinnung sowie Schläfrigkeit.

Als Gegenregulation kann ein Kältezittern (Shivering) auftreten. Dadurch steigern sich Grundumsatz und Sauerstoffverbrauch auf das bis zu 4fache, wodurch vor allem Patienten mit kardiovaskulären Erkrankungen gefährdet sind. Shivering kann aber auch normotherm, durch Schmerzen oder die Restwirkung volatiler Anästhetika, auftreten. Medikamentös helfen z.B. Pethidin oder Clonidin. Trotz vielleicht normaler Sauerstoffsättigung ist immer O_2 verabreichen.

Das Wärme- und Erwärmungsmanagment liegt hauptsächlich in den Händen des PP. Es gibt zahlreiche Möglichkeiten bei hypothermen Patienten, zum Beispiel das Durchführen von konvektiven Wärmebehandlungen wie ein angewärmtes Bett und/oder Decken. Pflegemaßnahmen, die ein Abdecken des Patienten von Nöten machen, sind gebündelt zu erledigen. Auf ärztliche Anordnung können auch warme Infusionen verabreicht werden. (vgl. Horn-Püschel, 2010, S. 631; Schulte am Esch, 2007, S. 252 f.)

6.2 Hyperthermie

Hyperthermie ist eher selten und entsteht meist durch eine Sollwertverstellung des Temperaturzentrums durch Anästhesie und Operation. Wichtig ist zu bedenken, dass es sich auch um den Ausdruck einer Septikämie oder malignen Hyperthermie (Kapitel 6.3) handeln kann. (vgl. Roewer/Thiel, 2010, S. 324)

Die Therapie erfolgt symptomatisch durch externe Kühlung z.B. durch Verdunstungskälte, sowie das Stoppen von zusätzlicher Wärmezufuhr. Eine antipyretische Therapie durch z.B. Paracetamol und Novalgin® ist im Bedarfsfall auf Anordnung des Anästhesisten zu verabreichen. (vgl. Schüttler, 2000, S. 185)

6.3 Maligne Hyperthermie

Ursache der Malignen Hyperthermie ist eine seltene genetisch bedingte subklinische Myophatie. Auch wenn Stress mitwirken kann, kommt es erst durch bestimmte Triggersubstanzen zu Krankheitserscheinungen. Typische Trigger sind alle volatile Inhalationsanästhetika, als Kofaktor depolarisierende Muskelrelaxantien und Stress.

Frühsymptome:

- Anstieg der endexpiratorischen O_2-Konzentration

- Tachykardien und Tachyarrhythmien

- Rigor

- Abfall der peripheren Sauerstoffsättigung, Zyanose

- Respiratorisch – metabolische Azidose

Spätsymptome:

- exzessiver Anstieg der Körpertemperatur

- Rhaptomyolyse mit Hyperkaliämie, Hyperkalzämie

- Myoglobinämie-/urie und Enzymanstieg von CK und Transaminasen

- Verbrauchskoagulopathie

- Multiorganversagen, komplexe Arrhythmien bis zum Herz-Kreislauf-Stillstand

Die Diagnose erfolgt nach den Symptomen als Verdachtsdiagnose. Als Sofortmaßnahmen sind eine sofortige Beendigung der Triggersubstanzen, Mehrventilation mit 100% O_2 und die Gabe von Dantrolen durchzuführen. Dantrolen ist als einzig kausale Therapie anzusehen und muss sofort eingesetzt werden. Es erfolgt ein erweitertes Monitoring und Verlegung auf eine anästhesiologische Intensivstation. (vgl. Roewer/Thiel, 2010, S. 312 ff.; Ellger, 2010, S. 617 f.)

Der akute Verlauf der malignen Hyperthermie zeigt, welche Bedeutung das Früherkennen und der Zusammenhang der Symptome haben. Da die Überwachung des Patienten von der Anästhesieschwester durchgeführt wird, hat es größte Relevanz die Symptome richtig zu deuten und schnellstmöglich den Anästhesisten zu verständigen.

Da sich eine maligne Hyperthermie bis zu 12 Stunden nach Triggerexposition entwickeln kann, müssen Risikopatienten postoperativ länger überwacht werden. (vgl. Horn-Püschel, 2010, S. 632)

7 Flüssigkeits- und Elektrolytstörungen

Hauptursache von postoperativen Flüssigkeits- und Elektrolytstörungen ist eine ungenügende perioperative Flüssigkeits- und Elektrolyttherapie. Relevant bei den Hypoelektrolytämien ist vor allem die Hypokaliämie.

Eine postoperative Abnahme der Diurese bis hin zur Oligurie hat meist prärenale Ursachen. Hauptsächlich handelt es sich um Hypovolämie oder Herzinsuffizienz bzw. ein Low-Output-Syndrom. Es kann sich aber auch um das Leitsymptom eines akuten Nierenversagens handeln. Postrenal ist eine Obstruktion der ableitenden Harnwege denkbar.

Eine Oligurie zeigt sich durch eine verminderte Diurese von weniger als 0,5 – 1ml/kg/KG/h. Je nach Ursache treten auch weitere Symptome wie in Kapitel 3.1.1 oder 3.1.2 beschrieben, auf. Eine Hypokaliämie zeigt sich im Serum oder Blutgasanalyse, event. Auftreten von Herzrhythmusstörungen.

Die Therapie richtet sich nach der Ursache. Volumentherapie bei Hypovolämie, erst dann gegebenenfalls Diuretika, z.B. Furosemid. Bei Herzinsuffizienz ist eventuell auch an die Gabe von Katecholaminen zu denken. Eine Obstruktion müsste chirurgisch saniert werden. Bei Hypokaliämie ist eine Substitution sinnvoll. (vgl. Larsen, 2009, S. 527; Linding, 2010, S. 38)

Die erfahrene Schwester denkt bei Oligurie als erstes an die Durchgängigkeit des Harnkatheters und spült diesen, bevor der Anästhesist verständigt wird. Eine engmaschige Kontrolle der Ausscheidung und Bilanzierung versteht sich von selbst.

8 Diskussionen

In Fachbüchern über Anästhesie wird literaturübergreifend immer wieder darüber geschrieben, dass der Aufwachraum von „erfahrenem" Anästhesiepersonal betreut werden sollte. Vor allem deshalb, weil im modernem Aufwachraum auch zunehmend intensivmedizinische Maßnahmen gesetzt werden. So kommt es auch bei uns im LKH gelegentlich vor, bis ein Intensivbett verfügbar ist, den intensivpflichtigen Patienten vorübergehend im Aufwachraum unterzubringen. An unserer Abteilung werden nur Intensivschwestern mit mindestens einem Jahr Intensiverfahrung im Aufwachraum eingesetzt, allerdings verfügt Pflegepersonal nach Absolvierung der allgemeinen Krankenpflegeschule auch nicht über vertiefende Kenntnisse in der Anästhesiepflege. Ob dies allerorts der Fall ist, Pflegepersonal wenigstens eine so lange Akklimatisierungsphase zuzugestehen, bleibt auch zu bezweifeln.

Die Arbeit und auch die vorangegangen Recherche zeigen deutlich, wie vielfältig die Vorkommnisse im Aufwachraum sein können. „Routinemäßige" Komplikationen sind kein Problem, weil man damit Erfahrung hat und mit Ursachen und Symptomen betraut ist. Anders sieht es mit Komplikationen aus, die seltener bis kaum vorkommen und die man als DGKS ohne Sonderausbildung allenfalls vom Hörensagen kennt. Die vorangegangene Arbeit zeigt wie akut diese Probleme auftreten können und wie überlebensnotwendig sofort gesetzte diagnostische und therapeutische Maßnahmen sind. Ein Anästhesist ist zwar in Rufweite oder Bereitschaft, Voraussetzung ist hier aber, das Problem überhaupt als solches zu erkennen.

Reanimationsschulungen sind in aller Munde und müssen auch gesetzlich mindestens einmal jährlich durchgeführt werden. Meiner Meinung nach ist es aber, wahrscheinlich auch wegen der häufigen Schulungen, erheblich leichter einen Herz- oder Atemstillstand zu erkennen, als bei Problemen im Aufwachraum richtig zu reagieren. Diese sind zwar gleich lebensbedrohlich, aber man hat noch kaum von ihnen gehört hat. Es wäre daher essentiell, vor allem bei unerfahrenen Kollegen, vor Einsatz im Aufwachraum, auch in diesem speziellen Fachbereich Schulungen über spezifische Komplikationen durchzuführen. Es würde im Notfall einiges an Stress ersparen, wenn man darauf vorbereitet ist. Vor allem aber dient es dem Patienten, wenn bereits schon von der anwesenden Pflegeperson, bis der Anästhesist eintrifft, erste diagnostische bzw. therapeutische Maßnahmen im Rahmen des GuKGs durchgeführt werden, um nicht unnötige Zeit verstreichen zu lassen und Kollateralschäden zu riskieren.

Wie schon im Hauptteil der Arbeit erwähnt, gehört die Sicherung der Atemwege bzw. der Beginn mit reanimativen Maßnahmen, bis zum Eintreffen des Arztes, zur Aufgabe der Pflegeperson. Je nach Ursache der respiratorischen Komplikationen kann dies den Einsatz von Guedel- oder Wendeltubus oder eine Maskenbeatmung notwendig machen. Während der Gebrauch von genannten Tuben noch relativ leicht und auch ohne viel Übung durchzuführen ist, kann es sich mit der suffizienten Maskenbeatmung ganz anders verhalten. Aus eigener Erfahrung im Rahmen eines Anästhesiepraktikums, bin ich mit den Problemen, die bei einer Maskenbeatmung auftreten können, durchaus betraut. Wenn man nicht über die tägliche Erfahrung einer „echten" Anästhesieschwester verfügt, kann das Dichthalten zum Kampf werden und zum großem Stressfaktor in einer Notfallsituation.

Zwar schon länger auf dem Markt, aber relativ neu in der Praxis sind Larynxtuben. Schon seit 4. August 2010 sind diese supraglottischen Hilfsmittel laut einem Erlass des Bundesministeriums auch für nichtärztliches Personal zur

Verwendung freigegeben. Ein Vorreiter im Einsatz dieser Tuben ist allerdings das Rettungswesen, welches seit 1. Juli 2011 die Handhabung von Larynxtuben ins Sanitätergesetz aufgenommen hat. Nach Absolvierung einer Schulung laut Medizinproduktegesetz dürfen ausgebildete Sanitäter diese im Rahmen einer Beatmung verwenden. Studien zufolge konnte ein Larynxtubus auch ohne Erfahrung in 90% der Fälle beim ersten Versuch erfolgreich platziert werden. Seit kurzem wird deshalb auch im LKH das Pflegepersonal über die richtige Verwendung im Rahmen einer Reanimationsschulung aufgeklärt. Genaue Vorgaben zum Einsatz von Seiten der Anstaltsleitung stehen noch aus.

Meiner Meinung nach wäre er eine sinnvolle Alternative zur Maskenbeatmung und sollte auch vom Pflegepersonal verwendet werden dürfen. Vor allem außerhalb der Regeldienstzeit könnten die Minuten bis der Arzt eintrifft mit sicherer, suffizienter Oxygenierung überbrückt werden, was letztendlich ja auch das spätere Outcome des Patienten signifikant verbessern würde.

9 Zusammenfassung

Diese Abschlussarbeit enthält einen theoretischen Überblick der häufigsten Komplikationen, die man im Aufwachraum beobachten kann.

Der Schwerpunkt der Arbeit liegt in der Beschreibung der einzelnen Komplikationen. Die Komplikationen werden in Vitalfunktionen unterteilt. Zu Beginn wird die Komplikation, wenn nötig definiert und Ursachen, bzw. auslösende Faktoren erläutert. Dann erfolgt eine Auflistung von Hauptsymptomen und möglicherweise zusätzlich auftretenden Erscheinungen. Anschließend wird die medizinische Therapie unter besonderer Berücksichtigung von Sofortmaßnahmen vorgestellt. Als letztes erfolgt eine Beschreibung der symptomspezifischen Pflegetätigkeiten, in besonderen Hinblick von Maßnahmen, die bereits vor Eintreffen des Anästhesisten zu treffen sind.

Abschließend beinhaltet die Arbeit noch eine kurze Diskussion über die notwendigen Kompetenzen eines Fachexperten im Aufwachraum, sowie eine Abhandlung über die Verwendung von Larynxtuben im Notfall.

10 Literaturverzeichnis

Bartusch, O./ Finkl, M./ Jaschinski, U. (2008): Aspirationssyndrom: Epidemiologie, Pathophysiologie und Therapie.- in: Der Anaesthesist, Berlin/Heidelberg: Springer Medizin Verlag, Vol. 57, Nr. 5

Durchdenwald, G./ Knipfer, E./ Hartmann, U. (2006): Handlungskompetenz der Pflegenden vor, während und nach der Narkose.- in: Knipfer, E. / Kochs, E. / Durchdenwald G. (Hrsg): Klinikleitfaden Anästhesiepflege.-München: Urban & Fischer Verlag, 2. Auflage, S. 298-345

Ellger, B. (2010): Komplikationen in der Anästhesie.- in: Ullrich L. / Stolecki, D. / Grünewald, M. (Hrsg.): Intensivpflege und Anästhesie.- Stuttgart: Georg Thieme Verlag AG, 2. Auflage, S. 611-620

Horn-Püschel, S. (2010): Aufwachraum.- in: Ullrich L. / Stolecki, D. / Grünewald, M. (Hrsg.): Intensivpflege und Anästhesie.- Stuttgart: Georg Thieme Verlag AG, 2. Auflage, S.621-634

Knipfer, E./ Gürtler, R. (2006): Narkosekomplikationen.- in: Knipfer, E. / Kochs, E. / Durchdenwald G. (Hrsg.): Klinikleitfaden Anästhesiepflege.-München: Urban & Fischer Verlag, 2. Auflage, S. 268-295

Larsen, R. (2009): Praxisbuch Anästhesie.- München: Urban & Fischer Verlag, 1. Auflage

Lindig, M. (2010): Aufwachraum und postoperative Versorgung.- in: Schäfer, R. / Söding, P. (Hrsg.): Klinikleitfaden Anästhesie.-München: Urban & Fischer Verlag, 6. Auflage, S. 36-42

Reyle-Hahn, M. / Kuhlen, R. / Schenk, D. (2000): Komplikationen im Aufwachraum.- in: Der Anaesthesist, Berlin/Heidelberg: Springer Verlag, Vol. 49, Nr. 3

Roewer, N. / Thiel, H. (2010): Taschenatlas der Anästhesie.- Stuttgart: Georg Thieme Verlag AG, 4. aktualisierte Auflage

Schulte am Esch, J. / Bause, H. / Kochs, E. / Scholz, J. / Standl, T. / Werner, C. (2007): Anästhesie; Intensivmedizin, Notfallmedizin, Schmerztherapie.- Stuttgart: Georg Thieme Verlag AG, 3. Auflage

Schüttler, J. / Neglein, J. / Bremer, F. (2000): Checkliste Anästhesie.- Stuttgart New York: Thieme Verlag

Steiner, K. / Walch, H. / Cokic, N. / Raith, C. / Donauer, R. / Lang, A. / Kölbinger, C. / Müller, R. / Rand, E. / Fandler, M. / Hausegger, G. (o.J.): Sugammadex.- unter: http://www.xn--ansthesiebuch-cfb.at/medikamente-kurzinfo/74-sugammadex.html [23.07.2011]

11 Abbildungsverzeichnis

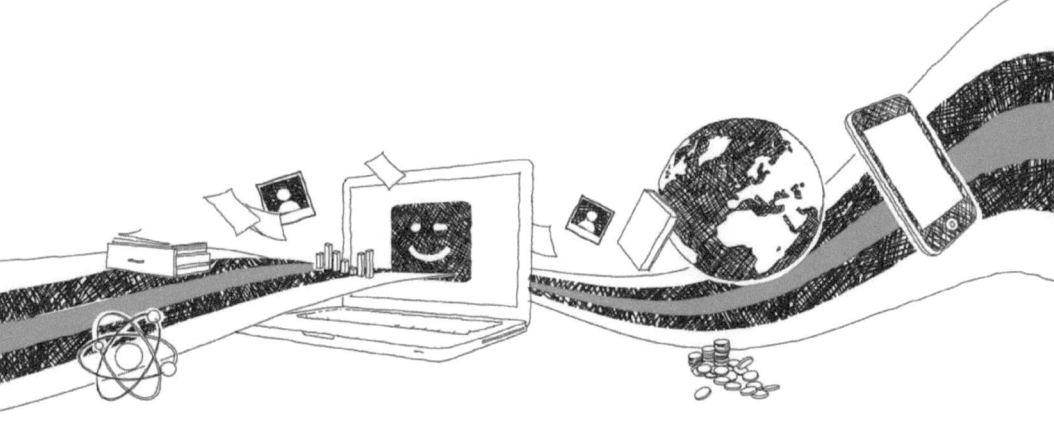
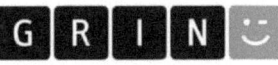